AF611501

CONTRIBUTION A L'ÉTUDE

DE

LA CATARACTE

DES RAPPORTS

ENTRE LE DIAGNOSTIC DE LA CATARACTE

ET LE

MANUEL OPÉRATOIRE QUI CONVIENT A SA NATURE

PAR

Paul GAUPILLAT,

Docteur en médecine de la Faculté de Paris

PARIS

A. PARENT, IMPRIMEUR DE LA FACULTE DE MEDECINE

31, RUE MONSIEUR-LE-PRINCE, 31

1879

CONTRIBUTION A L'ETUDE

DE

LA CATARACTE

DES RAPPORTS

ENTRE LE DIAGNOSTIC DE LA CATARACTE

ET LE

MANUEL OPÉRATOIRE QUI CONVIENT A SA NATURE

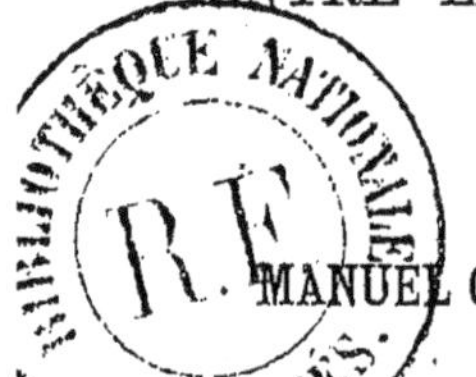

PAR

Paul GAUPILLAT,

Docteur en médecine de la Faculté de Paris

PARIS
A. PARENT, IMPRIMEUR DE LA FACULTE DE MEDECINE
31, RUE MONSIEUR-LE-PRINCE, 31

1879

CONTRIBUTION A L'ÉTUDE

DE

LA CATARACTE

DES RAPPORTS

ENTRE LE DIAGNOSTIC DE LA CATARACTE

ET LE

MANUEL OPÉRATOIRE QUI CONVIENT A SA NATURE

INTRODUCTION.

Pendant le cours de nos études nous avons vu pratiquer souvent des opérations de cataracte.

Nous avons été frappé de voir des manuels opératoires si variés, et surtout de voir le manuel opératoire varier avec l'opérateur, bien plus souvent que chez le même chirurgien.

Nous avons vu l'opération de la cataracte faite par grand lambeau et sans iridectomie, avec le couteau de Beer, et nous avons entendu les chirurgiens qui pratiquaient cette opération, dire : je ne fais jamais l'iridectomie.

Nous avons vu pratiquer autant que faire se peut, l'opération linéaire avec iridectomie, par des chirurgiens qui disaient : je fais toujours l'iridectomie.

Nous avons entendu des oculistes, grands amateurs des instruments de de Græfe, dire qu'ils faisaient l'opération linéaire avec iridectomie ; mais qui taillaient, en réalité, un lambeau avec le couteau de de Græfe, conduits insensiblement à cette pratique par des difficultés qu'ils avaient antérieurement éprouvées dans la sortie du cristallin.

Enfin, nous avons suivi un oculiste qui pratique l'opération à grand lambeau supérieur avec le couteau de Beer, qui ne fait pas l'opération linéaire telle qu'on doit la comprendre : (incision suivant un grand cercle de l'œil ; opération qui ne peut être entreprise qu'avec un couteau extrêmement étroit), mais qui fait à la cornée une plaie très petite à l'aide d'un couteau lancéolaire et qui a pour principes :

1° De faire le diagnostic exact de la cataracte ;

2° De proportionner la longueur de son incision cornéale au volume et à la consistance des masses cristalliniennes ;

3° De faire l'iridectomie quand elle lui semble nécessaire.

Cette pratique est celle de M. le Dr Alph. Desmarres.

Qu'il nous soit permis de le remercier de l'obligeance excessive qu'il nous a toujours accordée et de rendre hommage à sa vive observation, à son habileté opératoire et à son sens pratique très élevé et éminemment honnête.

Cette manière d'opérer nous a paru plus logique et nous avons voulu nous faire une opinion sur la valeur des différentes opérations de cataractes. Nous avons surtout cherché dans le diagnostic de la cataracte le manuel opératoire qui convient à sa nature.

Cette manière d'envisager la question n'est pas nouvelle. En parlant des dangers de l'opération de Daviel, Meyer, (Ed). dit : « Les dangers de l'extraction à lambeau qui résultent d'une incision intéressant presque la moitié de la circonférence cornéenne et de la mauvaise coaptation du lambeau, ont dû naturellement conduire à l'idée de restreindre le plus possible la section destinée à livrer passage à la cataracte. D'autre part, on ne pouvait méconnaître que l'expulsion du cristallin à travers une plaie trop petite pour laisser passer facilement la cataracte, ne dût amener la contusion des bords de la plaie et les tiraillements des angles. La pratique nous avertit, en effet, tous les jours, qu'il faut éviter l'évacuation laborieuse de la cataracte, si l'on veut ne pas s'exposer à des accidents graves pendant la période de cicatrisation.

« Par conséquent, l'étendue de l'incision cornéenne doit être en rapport direct avec la consistance de la cataracte et de sa grandeur. C'est un des grands mérites de de Græfe que d'avoir établi le premier l'extraction linéaire sur son véritable terrain et d'avoir restreint son usage à des groupes déterminés de cataractes. »

Mais, tous ces beaux préceptes se sont évanouis avec l'apparition de la nouvelle méthode qu'on a voulu appliquer à tous les cas. Presque tous les ophthalmologistes ont inventé une méthode toujours applicable. Beaucoup d'entre eux en sont conséquemment arrivés à regarder le diagnostic de l'espèce de cataracte comme inutile, et, de là à ne plus le faire, il n'y a pas loin. En effet, en parlant des différentes espèces de cataractes, Sichel fils dit : « Ces distinctions avaient leur raison d'être autrefois, alors que les méthodes opératoires étaient quelque peu incertaines et que l'on avait remarqué que certaines opérations donnaient de meilleurs résultats, dans tel cas que dans tel autre, suivant la consistance de la cataracte. Aussi, avait-on cherché de tout temps à perfectionner les méthodes d'exploration, de façon à arriver à peu près sûrement au diagnostic de la consistance, afin de peser judicieusement les raisons qui devaient faire opter en faveur d'un procédé opératoire et faire rejeter les autres. Mais aujourd'hui, où nous disposons de méthodes opératoires, pour ainsi dire sûres dans leur résultat, le diagnostic de la consistance de la cataracte a singulièrement perdu de sa valeur et ne présente plus guère qu'un intérêt purement scientifique. »

Nous ne pensons pas comme M. Sichel fils, et nous croyons qu'il est encore utile de peser judicieusement les raisons qui doivent faire opter en faveur d'un procédé opératoire et rejeter les autres.

Nous n'avons malheureusement aucune autorité pour établir des conclusions solides; mais, nous soyons-nous trompé, nous serons assez heureux si nous avons pu appeler l'attention des hommes compétents sur la question posée ainsi : Des rapports entre la forme de la cataracte et le manuel opératoire qui lui convient.

La question posée sur ce terrain, nous ne pouvions pas, comme cela a été fait si souvent, comparer les différentes méthodes au point de vue de leur application générale. Mais, pour arriver à nos conclusions, il nous a fallu étudier différentes questions qui feront l'objet des chapitres suivants.

Avant d'entrer dans notre sujet, nous remercions les chirurgiens à qui nous nous sommes adressé et plus particulièrement M. le professeur Le Fort, qui a bien voulu accepter la présidence de notre thèse.

HISTORIQUE.

Nous n'avons pas l'intention de faire un historique complet de la cataracte. On le trouve rapporté dans les différents traités d'ophthalmologie et exposé d'une façon toute magistrale par MM. Giraud-Teulon et Panas, dans le *Bulletin de la Société de chirurgie* de 1873. Nous ne relaterons que ce qui nous est nécessaire pour notre sujet.

Daviel avait imaginé, vers 1745, la méthode d'extraction par grand lambeau, laquelle fut exécutée par Bichter, 1772, Wenzel père, 1779.

Beer facilita cette opération par l'invention de son couteau triangulaire, 1805. Cette opération était généralement pratiquée soit en haut, soit en bas ; à l'étranger, par Jœger père, Fr. Jœger, de Graefe; en France, par Sichel père et Desmarres père.

Vers 1811, Gibson avait imaginé, pour certaines formes de cataracte liquide, de faire une petite incision à la faveur de laquelle on pourrait évacuer le contenu de la capsule.

Fr. Jœger avait repris cette méthode en 1825. De Græfe, en 1855, eût l'idée d'appliquer cette opération aux cataractes molles, et bientôt après, en 1857, en y adjoignant l'iridectomie, aux cataractes demi-molles des sujets âgés de 40 ans chez lesquels le noyau avait de très petites dimensions. Puis vinrent Waldau, 1860 ; Critchett, 1865 ; Rowman, à la même époque, qui voulurent étendre la méthode des petites incisions à toutes les formes de cataractes.

En 1866, de Graefe inventa son extraction linéaire périphérique. « Sujet de nombreuses critiques dans le principe, dit Sichel fils, la méthode ne tarda pas cependant à trouver de nombreux partisans, surtout après que de Graefe lui-même et plusieurs autres opérateurs de mérite après lui, eurent fait subir à la méthode primitive quelques modifications de détail qui, *sans en altérer les principes*, la rendaient, cependant, plus sûre dans ses résultats et moins dangereuse dans son exécution. L'extraction linéaire périphérique, depuis lors, fit son chemin tant et si bien, qu'aujourd'hui elle règne pour ainsi dire sans partage dans l'ophthalmologie, car toutes les opérations employées par les différents chirurgiens n'en sont que des dérivés. »

« Après ces lignes, ajoute M. Sichel, le lecteur ne s'étonnera donc pas de ne pas voir figurer ici une description de la kératotomie à lambeau, aujourd'hui abandonnée par le plus grand nombre des ophthalmologistes. » C'est ainsi que M. Sichel termine son historique.

Eh bien, nous nous étonnons, soit dit en passant, qu'un ophthalmologiste français ne trouve pas, dans un traité de 1,000 pages, de place pour faire au procédé de Daviel l'honneur d'une description, et, loin de dire que l'extraction linéaire périphérique *sans aucun lambeau*, suivant un grand cercle de l'œil, telle que l'entendait de Graefe, car il attachait une grande importance à la linéarité, règne sans partage dans l'ophthalmologie, nous dirons qu'elle n'a peut-être jamais été pratiquée rigoureusement.

Nous ajouterons que toutes les méthodes nouvelles ne sont que des modifications de la méthode de Daviel.

En effet, tous les chirurgiens négligent la linéarité et font un lambeau.

Que reste-t-il de la méthode de de Graefe : le couteau et rien que le couteau.

C'était notre opinion et nous avons été heureux de trouver, quand nous avons fait cette étude, que telle était aussi l'opinion de M. de Wecker.

« A mon début dans l'emploi de ce mode d'opération, dit-il, ce qui m'avait frappé, c'était les avantages qui résultaient du maniement de cet instrument étroit, permettant un changement dans la direction et l'emplacement de la section pendant sa conduction même, mais je ne pensais pas que le temps justifierait amplement ma première appréciation publiée il y a plus de dix ans.

» Actuellement je pourrais ajouter, sans crainte d'être contredit, que ceux qui prétendent opérer d'après la méthode de de Graefe n'ont conservé que le couteau.

» Ce que je soutiens, ajoute-t-il, c'est qu'en publiant, comme le fait, par exemple, chaque année M. Cohn, une compulsion de nombreuses statistiques, et en rangeant toutes les opérations exécutées d'après un procédé combiné, avec un lambeau de hauteur variable, comme appartenant à la méthode de de Græfe, on commet à le faire une erreur et une injustice.

» Qui conserve encore ce maximum de linéarité de la section? Qui repousse encore, à cause de considérations géométriques, la section dans la région avoisinant la cornée ? Qui, enfin, tient actuellement compte de ce que de Graefe a revendiqué, jusque dans les derniers temps de sa vie, comme ce qu'il avait apporté d'original à l'extraction de la cataracte ? »

M. le professeur Le Fort dit : « Warlomont, Lebrun, Lubreich, Kuchler, renoncent à l'incision de la sclérotique ; quant à l'iridectomie, on cherche si bien à l'éviter que c'est là le point de départ des modifications nouvelles. Ceux qui veulent l'opération de de Graefe ne la pratiquent pas, car ils l'ont notablement modifiée. »

Et dans son manuel de médecine opératoire, M. Le Fort exprime encore la même idée : « On voulait, dit-il, abandonner une méthode pour laquelle on avait montré un enthousiasme presque religieux, mais tout en ayant la prétention de continuer la méthode allemande, on s'est peu à peu rapproché de la cornée et de là à la méthode de Daviel. »

Telle est aussi l'opinion de M. Maurice Perrin qui, en parlant des accidents de l'opération de de Graefe, dit : « Ils ont fait qu'on est revenu de l'incision périphérique à l'incision centrale ; et, ce que je ne puis admettre, on a continué à attribuer au procédé de de Græfe des modifications qui en sont la négation. C'est-à-dire que tous les procédés nouveaux ont eu pour but d'abandonner la voie nouvelle, ouverte par de Græfe, pour perfectionner l'œuvre de Daviel. »

Liebreich, Lebrun, Warlomont, faisaient un petit lambeau.

Tous les chirurgiens, avons-nous dit, font un lambeau. Ceci est si vrai que M. Michel, de Nancy, dans une communication faite à la Société de chirurgie, en 1873, dit : « Ne serait-il pas plus exact de remplacer la dénomination d'extraction linéaire par celle à petit lambeau ? »

M. Giraud-Teulon dit : « Dans ces derniers temps, de Graefe lui-même ne portait-il pas le sommet central de son incision jusqu'à plusieurs millimètres du canal de Fontana. C'était abandonner la méthode pour en conserver le nom. Chacun, conscient ou non, cherche à s'ouvrir, pour le cristallin, une issue facile. »

Nous ne ferons pas l'historique de ces derniers temps. Qui n'a pas son procédé ?

Nous ne citerons pas de noms, mais que se passe-t-il pour qui regarde ? Nous dirons que la plupart des opérateurs que nous avons vus, qu'ils disent qu'ils pratiquent une extraction à petit lambeau ou une extraction linéaire, font un grand lambeau en se servant d'un couteau de de Graefe et des moyens de fixation de l'œil ; qu'ils font l'iridectomie dont ils ne sauraient évidemment se passer. De sorte que, si l'on considère ce qui se fait avec ce qui s'écrit, on voit d'une part refuser la fixation de l'œil à la méthode de Daviel parce que « cette grande ouverture laisserait l'œil se vider », et d'autre part on voit faire une grande plaie avec un couteau qui nécessite des tractions, des mouvements de scie, employer le blépharostat qui, en même temps qu'il élève la paupière, comprime le globe de l'œil, et fixer l'œil avec une pince qui excite la contraction musculaire.

Nous trouvons la preuve de ce que nous avançons dans les différentes descriptions que nous avons lues. Nous ne citerons que deux procédés dits à petit lambeau.

Nous citerons d'autre part l'opération de Daviel, comme elle était comprise dans ces derniers temps, et nous verrons les différences de hauteur du lambeau.

Parmi les procédés à petit lambeau, quel est celui qu'il faudra choisir ? demande M. Perrin. « J'ai adopté, dit-il, depuis quelques années la manière suivante et je m'en trouve bien :

« La ponction, la contre-ponction sont faites aux limites de la cornée suivant une ligne passant à 2 millimètres au-dessus du diamètre horizontal de la cornée.

« A ce niveau la base de l'incision mesure 9 millimètres en prenant toujours pour type de la cornée 10 millimètres. Si je puis prévoir que le noyau de la cataracte est très volumineux, je recule de 1 mill. la ponction et la contre-ponction dans le bord scléral de façon à avoir une ouverture de 11 mill., amplement suffisante.

« L'incision est ensuite conduite de bas en haut de façon à aboutir à 1 mill. ou à 2 mill. au-dessus du limbe supérieur de la cornée. Il fait l'iridectomie.

« Donc base du lambeau, 11 mill. ; hauteur 4 ou 5 mill. La cornée étant regardée comme ne mesurant que 1 centimètre. »

M. de Wecker rappelle les procédés de Beer : « L'opérateur en faisant pénétrer le couteau à cataracte place la pointe dans l'angle externe, sur la cornée même, à un huitième de ligne de son bord et à un quart de ligne au-dessus de son diamètre transversal, l'instrument ayant une direction oblique par rapport à l'iris, et le tranchant étant dirigé en bas. »

Après avoir énoncé le procédé de Arlt qui restait éloigné de 1[2 à 1 millimètre en dessous du bord cornéen, et celui de Desmarres père qui se prononce de la manière suivante: « On pousse la pointe du couteau dans l'épaisseur de la cornée à 1 millimètre de la sclérotique ou à peu près, et à une égale distance au moins au-dessous du diamètre transversal de la pupille (lambeau supérieur); » M. de Wecker décrit un procédé dit à lambeau périphérique.

« La cornée ayant 12 millimètres, le lambeau est fait suivant une ligne qui passe 2 mill. au-dessus du diamètre horizontal en faisant concorder l'incision avec la limite scléro-cornéenne sans former de lambeau conjonctival. Donc lambeau de 4 mill. de hauteur et de 11 mill. 32 de base. »

Voyons maintenant comment était comprise la méthode à grand lambeau.

M. le professeur Le Fort dit : « Je fais la ponction et la contre-ponction à 1 ou 2 mill. au-dessus ou au-dessous du diamètre horizontal de la cornée, et je termine au niveau de la circonférence de cette membrane; je puis affirmer que l'issue est des plus facile ». C'est-à-dire que M. le professeur Le Fort fait le même lambeau que M. de Wecker.

Bien plus M. Le Fort, qui ne tient pas à inventer une nouvelle méthode et qui se contente de perfectionner l'opération de Daviel, s'exprime ainsi dans son Manuel de medecine opératoire : « On peut porter le couteau à 1[2 mill. ou même à 1 mill. en dehors du bord cornéen sans risquer une blessure des procès ciliaires ni du muscle ciliaire et l'on obtient ainsi une ouverture plus large, ce qui permet de faire la ponction et la contre-ponction moins près de l'équateur de l'œil. » « Je fais, ajoute-t-il, la ponction et la contre-ponction un peu en deçà de l'équateur de l'œil en empiétant sur le bord sclérotical et je pratique l'incision de manière à aboutir en haut à peu près à la circonférence de la cornée. »

Cette méthode permet de diminuer la hauteur du lambeau.

M. Desmarres fils, dans son Traité de chirurgie oculaire,

dit : « La plaie doit être faite du côté externe à 1 mill. au-dessus du diamètre transversal de la cornée et à 1 mill. en dedans de la périphérie ».

C'est-à-dire que M. Desmarres fait un lambeau de 4 mill. de hauteur et de 10 mill. de base.

On voit ainsi par ces citations que ceux qui font un petit lambeau ne font en somme que pratiquer la kératotomie comme elle avait été sagement faite par ceux qui, non désireux d'inventer un nouveau procédé, avaient su pratiquer l'opération de Daviel justement comprise.

Principaux reproches adressés à la méthode de Daviel.

Suppuration complète ou partielle de la cornée qui doivent être rapportées aux difficultés et aux entraves que rencontre la réparation de la plaie, difficultés qui reconnaissent pour origine :

Le peu d'énergie nutritive de la cornée et amoindrie encore par l'étendue de la section comparativement à celle des sources de nutrition. La surface de la cornée ne recevant plus d'éléments nutritifs que par la moitié, au lieu de la totalité de sa circonférence (Giraud-Teulon).

Certes la suppuration de la cornée est la conséquence du manque de nutrition ; mais ce défaut d'apport de matériaux, à quoi tient-il? Réside-t-il, autant que le croit M. Giraud-Teulon, dans la grande section ? La rapide vascularisation de la cornée qui accompagne les blessures de cette membrane nous empêche de penser ainsi. Il nous semble que la cause principale, le plus souvent secondaire, réside dans la mauvaise coaptation du lambeau; nous avons été heureux de trouver cette opinion exprimée à différentes reprises par M. de Wecker. « Les conditions indispensables d'une cicatrisation normale par première intention réside dans une exacte coaptation du lambeau de la cornée. » (Traité des maladies des yeux), et dans sa Chirurgie oculaire, il répète : « Le danger n'est pas dans l'étendue de la section. »

A quoi tient donc la mauvaise coaptation du lambeau ?

Rétractibilité du lambeau. Il peut exister par la rétractibilité de la substance cornéenne, aussi bien que dans celle du tégument externe envisagé d'une manière générale, des conditions qui favorisent le retrait du lambeau, qui en s'opposant ainsi à une parfaite juxtaposition des bords de la plaie, deviennent la cause d'une suppuration des plus fâcheuses (de Wecker).

Toutefois, il est évident que ce phénomène est en quelque sorte exceptionnel et que le défaut de coaptation dont nous venons de signaler les dangers a bien plus fréquemment sa source dans l'intérieur de l'œil opéré (de Wecker).

Ce n'est donc pas encore dans le retrait de la cornée que nous devrons chercher la cause de la mauvaise coaptation.

Pour nous la mauvaise coaptation ne réside pas tant dans la grandeur de la plaie que dans la forme de la plaie elle-même.

En effet, « on ne tarda pas à se convaincre que les lambeaux qui étaient sectionnés non d'emblée, mais en changeant d'instruments, ou en les taillant en escalier par un mouvement de scie, devaient présenter une coaptation des lèvres de la plaie bien moins exacte que lorsque, avec un couteau de forme appropriée, on détachait, soit par une seule introduction, soit par un mouvement combiné à l'entrée et à la sortie, le lambeau d'un seul coup. » (de Wecker.)

Que se passe-t-il dans une plaie ainsi faite ?

« Elle présente alternativement une série de petits angles saillants et rentrants qui ne se correspondent pas, et qui, augmentés de volume par le gonflement inflammatoire, ne pourront pas s'enchevêtrer les uns dans les autres. Une telle plaie présentera une grande chance de suppuration, dans tous les cas elle se réunira difficilement. » (Desmarres fils.)

Mais cette cause de suppuration, bien que très réelle, est-elle aussi fréquente qu'on pourrait le croire ?

Non; en effet ne voyons nous pas tous les jours faire de véritables lambeaux avec le couteau de de Grœfe, et quand donc les oculistes ont-ils accusé des statistiques plus belles au point de vue du nombre des résultats, que celle de ces derniers temps ?

Il faut donc chercher ailleurs les causes de suppuration. Les trouverions-nous dans l'iris? Peut être dans certains cas d'écrasement et de contusion de cet organe, mais non dans les cas ordinaires. Du reste nous reviendrons sur cette question en parlant de l'iridectomie.

Nous pensons que l'origine des accidents siège, au moins en majeure partie, dans les couches corticales; et beaucoup d'auteurs ont antérieurement pensé comme nous. « Tous les chirurgiens, qui ont eu l'occasion d'opérer un nombre assez élevé de cataractes par extraction à lambeau, et qui se sont attachés à étudier soigneusement le mode de cicatrisation de la plaie sont certainement arrivés à conclure que, dans la plupart des cas, les obstacles qui s'opposent à la guérison n'ont pas leur point de départ dans la lésion cornéenne elle-même. Il est en effet assez rare que par suite d'une disposition spéciale de l'état général du sujet, on observe une suppuration qui débute par les lèvres de la plaie. Le plus souvent, au contraire, le foyer primitif des phénomènes morbides qui combattent avec le plus d'énergie la régularité de la guérison est tantôt dans l'iris, tantôt dans la cristalloïde munie de ses couches épithéliales » (de Wecker).

Arlt, de son côté, disait au congrès ophthalmologique de Vienne : « Le point important dans l'extraction et qui me préoccupe le plus, ce n'est pas la forme de l'incision, mais l'évacuation des masses corticales. Si je savais un moyen de débarrasser la capsule de tout élément cristallinien, je me ferais fort de mener à bonne fin toutes les opérations de cataracte. »

Voila selon nous la cause première des accidents qu'on observe sur l'œil, et c'est à elle que doivent être rapportées secondairement la mauvaise coaptation et la mauvaise nutrition consécutive.

Qu'arrive-t-il ? « Les parties laissées se gonflent et repoussent en avant l'iris, les nerfs ciliaires que l'iris renferme en si grande abondance sont tiraillés et l'irritation de ses filets nerveux sécréteurs détermine dans l'œil une hypersécrétion plus ou moins abondante qui augmente la tension intra-oculaire et détruit les adhérences déjà formées entre les lèvres de la plaie.

« Si ces phénomènes ne sont que peu accusés les accidents se bornent là et l'on a la mortification simple de la cornée, qu'on regarde comme primitive; mais si les lèvres de la plaie sont déjà coaptées, la tension continue à augmenter et surviennent avec la suppuration des masses corticales, de l'iris et de la cornée, le symptôme du phlegmon oculaire et ses conséquences. Enfin si les masses corticales n'ont pas causé ces accidents immédiats, et, si elles sont en trop grande quantité pour être résorbées, elles conduisent l'œil à une destruction lente mais sûre, en y déterminant une irido-choroïdite chronique dont le dernier terme est l'atrophie » (de Wecker).

Un lambeau grand ou petit est une valve mobile autour d'une charnière, la pression intra-oculaire va déranger la coaptation. — Cette observation est en effet très judicieuse, et ce fait aurait certainement lieu s'il s'agissait d'un organe carré sur l'une des faces duquel on ferait une valve, mais abstraction faite de l'élasticité de la cornée, sa forme en empêche le renversement à moins qu'une très grande force agisse d'arrière en avant.

La cornée sectionnée représente un segment de sphère creuse, or si nous nous rappelons les efforts et l'adresse que nous devons employer à retourner un segment de sphère, peau d'orange, moitié de balle en caoutchouc, segment de cuir, etc. Nous comprendrons que la disposition même de la cornée s'oppose naturellement à sa propulsion en avant.

Enfin il est des cas où la cornée se mortifie d'emblée. — On pourrait se demander si les cas de mortification d'emblée ne peuvent pas être rattachés, au moins quelquefois, à un état général mauvais, albuminurie, diabète; mais il est de toute évidence que des suppurations de ce genre se sont rencontrées chez des malades opérés par des chirurgiens qui avaient pris toutes leurs précautions avant l'opération.

Beaucoup de cas de suppuration jusqu'alors inexpliqués ont été montrés par M. Teissier comme étant la conséquence immédiate d'un excès de phosphate dans les urines et nous ne croyons pas, qu'à ce jour, on ait pris l'habitude de faire le dosage du phosphate avant une opération de cataracte. Cette précaution aurait cependant bien son importance et M. le professeur Verneuil a, dans ses cliniques de la Pitié, plus d'une fois attiré l'attention des élèves sur les accidents des plaies, quel que soit leur siège, chez les malades atteints de cette diathèse. Les plaies n'ont aucune tendance à se cicatriser, elles sont le siège d'une suppuration jaune orangé.

Quoi qu'il en soit, et quelque tendance que nous ayons à vouloir diminuer le nombre des suppurations primitives de la cornée, il nous faut bien les admettre et nous sommes dans ce cas fort embarrassé pour en donner une explication satisfaisante.

Faut-il admettre comme M. Desmarres fils : « que chez eux l'opération a produit un ébranlement du système nerveux, direct ou par action reflexe, lequel s'il diffère des désordres observés à la suite d'un cathéterisme uréthral, pas exemple, n'en est pas moins réel, » ou bien faut-il chercher en dehors des malades les causes de cet accident ? M. le professeur Dolbeau citait en 1873, à la Société de chirurgie, une observation intéressante qui montre comment des accidents sont survenus à l'iris.

« L'année dernière, dit M. le professeur, pendant le mois de mai, j'ai opéré trois yeux atteints de cataractes. Une dame subit l'extraction par la méthode de Daviel, des deux yeux à la fois ; j'opérai un prêtre d'un seul œil et par le procédé linéaire, le même jour un oculiste fort habile et plein d'avenir, M. Abadie, un de mes anciens internes, opérait un œil dans mon service également par le procédé de l'extraction linéaire. En tout quatre opérations également bien exécutées par des procédés différents chez des malades d'âge, de sexe et de condition sociale variés. Le résultat fut dans les quatre cas excellent, et pendant quatre jours le succès persista. Dans le courant de la cinquième journée, les quatre yeux opérés furent atteints d'iritis intense, et après beaucoup de péripéties, les quatre pupilles demeurèrent depuis définitivement obstruées par des fausses membranes. Qu'était-il survenu, et à quoi fallait-il rattacher ces insuccès, qui transformaient en un revers cruel des espérances si fondées au début.

« Je n'ai trouvé qu'une seule explication que je vous soumets ; le matin de l'opération et les jours suivants, il faisait un temps superbe ; la température était très douce ; le développement des iritis coïncida avec une perturbation brusque dans le temps, lequel devint orageux et horriblement pluvieux pendant plusieurs semaines consécutives.

« J'avais été si vivement contrarié que je pris quelques renseignements, et je sus que plusieurs opérations exécutées pendant cette période avaient été suivies d'insuccès. Enfin on m'assura que des résultats analogues avaient déterminé la fermeture d'un dispensaire hospitalier, ordinairement bien achalandé. » L'explication donnée par M. Dolbeau nous paraît satisfaisante et nous supposons que des accidents de la cornée pourraient être rattachés à la même cause, perturbation atmosphérique.

Enfin un certain nombre de suppurations de la cornée ne pourrait-il pas être attribué à la malpropreté des instruments, et au milieu vicié où séjourne l'opéré ?

Mais il est un cas de mortification de la cornée auquel on ne sait vraiment donner aucune explication. Les choses se passent ainsi : — « L'opération ne laisse rien à désirer, le malade est doué d'une excellente santé, la réunion de la cornée a eu lieu ; il n'y a eu ni œdème des paupières, ni douleurs, ni iritis, on soulève les paupières croyant trouver un œil guéri, on trouve une cornée sphacélée, elle va tomber de la sclérotique comme un verre de montre d'une monture trop grande. » (Desmarres fils.)

Mais ce phénomène est-il inhérent au procédé à grand lambeau ? Non, puisque la cornée se détache dans toute sa circonférence. Et du reste M. Desmarres fils l'a observé dans des cas où il avait fait une plaie très petite avec un couteau lancéolaire.

Le lambeau est exposé à se plisser, à se désunir sous l'influence des mouvements du globe (Duplay). — Cette observation peut être faite, il est en effet difficile de voir ce qui se passe derrière la paupière abaissée.

Mais nous savons que s'il n'existe ni granulations, ni maladie des voies lacrymales qui excitent la sécrétion des larmes quand l'œil est fermé, celles-ci sont sécrétées en moindre abondance, les paupières, qui sont du reste fixées, ne peuvent plus bouger, et le globe de l'œil prend lui-même une position à peu près fixe, le lambeau (kératomie supérieure) est tout entier caché sous la paupière supérieure. Du reste dans les premières heures qui suivent l'opération les malades ne souffrent nullement, le globe de l'œil est donc fixe, et pendant ce temps les lèvres de la plaie ont le temps de s'agglutiner.

Renversement du lambeau. — On a trouvé en effet la cornée complètement renversée; mais il nous est impossible d'attribuer au malade lui-même cet accident; il provient du manque de précaution du chirurgien qui a laissé les paupières se fermer d'elles-mêmes et qui ne les a pas amenées en les soulevant au contact l'une de l'autre.

Par suite de la largeur de l'ouverture, il est imprudent, lorsqu'il reste des débris de couches corticales ou de capsule, de provoquer leur sortie par des pression exercées sur l'œil, ou par l'introduction de curettes ou d'autres instruments (Duplay). — Nous répondrons d'abord qu'un des grands avantages du procédé de Daviel, reconnu par tous les chirurgiens, c'est de permettre l'expulsion facile du noyau et des masses corticales et des débris de la capsule; par conséquent c'est moins souvent que dans tout autre procédé qu'on sera obligé d'avoir recours aux pressions et aux curettes.

Nous regardons comme plus fondées ces observations quand il s'agit de masses corticales abondantes, comme dans ces formes de cataractes dites gluantes (Sichel père). Mais si on réserve l'opération à lambeau pour la cataracte sénile dure, on n'aura plus à redouter ces accidents. Du reste, si des pressions fortes ne peuvent pas sans accident être exercées sur un œil opéré par kératotomie, on peut faire des pressions douces au travers de la paupière abaissée, afin de ramener dans le champ pupillaire les masses qui seraient restées dans l'œil. L'introdution de la curette peut être faite sans inconvénient dans la chambre antérieure, on peut même déprimer un peu l'iris sans inconvénient pour le malade.

Elle expose plus qu'une autre méthode à vider l'œil (Trélat). En faisant cette objection à la méthode à grand lambeau, M. le professeur Trélat n'a pas voulu parler de la sortie en quantité relativement faible du corps vitré, mais de sa sortie en masse. En effet, il est admis par la plupart des chirurgiens, nous le verrons en parlant des accidents propres aux petites plaies périphériques, que celles-ci s'accompagnent plus souvent d'humeur vitrée que les grandes incisions cornéales.

Quant à la sortie en masse, nous ne l'attribuons pas au procédé à grand lambeau, mais à sa mauvaise application, ou plutôt à des manœuvres imprudentes du deuxième temps. C'est qu'on a fait des essais répétés de section de la cristalloïde et que ne pouvant au troisième temps faire sortir le cristallin, on a exercé des pressions multiples et fortes; c'est qu'on avait affaire à une cataracte adhérente à la capsule; cet accident arrive si on ne fait pas le diagnostic. Voici ce que dit M. Ed. Meyer, en parlant des accidents du deuxième temps :

« L'incision de la capsule est parfois difficile, principalement lorsque cette membrane a augmenté de consistance, ce qui arrive surtout lorsque la cataracte a dépassé la période de maturité ; il devient alors nécessaire d'exercer, avec le tranchant du cystitome, une pression légère sur la capsule (et il reconnaît l'imprudence de cette méthode, puisqu'il ajoute immédiatement) : Cette manœuvre exige naturellement une grande délicatesse, une mesure que l'expérience seule peut donner pour que le chirurgien ne s'expose pas à la rupture de la membrane hyaloïde et au prolapsus du corps vitré. »

Or, selon nous, ces pressions légères et répétées sont d'abord inutiles et de plus elles sont dangereuses.

Elles sont inutiles : « On fait le deuxième temps avec l'intention de déchirer la capsule comme à l'ordinaire; pour cela on porte le kystitome sur la cristalloïde suivant les préceptes indiqués, et en retirant l'instrument on fait, ou du moins on croit faire à la capsule une déchirure suivant un diamètre oblique du cristallin. Or, la pointe du crochet du kystitome ne pénétrera pas dans la capsule, elle glissera à la surface en produisant trois, quatre, cinq ou six déchirures, mais les parties calcaires déposées à la surface interne de la cristalloïde et qui l'ont collée au cristallin, empêcheront les déchirures de se rejoindre, retiendront la capsule en place, et, en s'opposant à son élasticité, l'empêcheront d'éclater ; le cristallin ne pourra donc pas sortir (Desmarres fils). »

Elles sont dangereuses : « En supposant toujours que le diagnostic n'ait pas été fait avant l'opération, on pense que la kystotomie est faite, et, si on a laissé un pont, on en achève la section pour arriver au troisième temps. Celui-ci est exécuté comme dans la kératotomie ordinaire, mais des pressions exercées dans différentes directions sur le globe oculaire ne font pas bouger le cristallin ; il restera dans sa position. On fera plusieurs tentatives, mais avec aussi peu de succès que la première fois. Il est cependant certain que l'obstacle ne vient pas de l'iris, puisqu'on le voit dans tout son pourtour libre d'adhérence avec la capsule ; l'opérateur croira donc avoir fait une kystotomie incomplète et la recommencera en cherchant à déchirer la capsule dans plusieurs sens. Il procède alors soit en faisant un certain nombre de déchirures parallèles, puis d'autres obliques aux premières, — comme le conseille un professeur belge, non pas pour ce cas particulier, mais pour toutes les kystotomies, — soit d'après la pratique d'un autre chirurgien, un français, qui déchire la capsule un grand nombre de fois dans l'épaisseure des couches corticales. Cela fait, il renouvellera les pressions destinées à faire sortir le cristallin; mais comme la kystotomie ne sera pas mieux achevée qu'elle ne l'était à la première fois, la lentille ne viendra pas. Après un certain temps de cette manœuvre le malade et le chirurgien sont à bout de patience; celui-ci, à un moment donné, et, sans en avoir pour ainsi dire conscience, exagère la pression, fait sortir en même temps le cristallin et le corps vitré; alors il peut s'assurer que la capsule n'est pas ouverte. » (Desmarres fils). Comme on le voit ce n'est pas le procéde qui est mauvais, c'est sa mauvaise application.

Ce qu'il y a de difficile dans l'opération de Daviel, c'est la section de la cornée avec le couteau de Wenzel, on ne peut pas rectifier son chemin, avec le couteau de de Graefe on peut toujours rectifier la section (Le Fort). — Cette observation est parfaitement vraie; mais elle est pour nous la justification de l'avantage du couteau triangulaire et la condamnation du couteau de de Graefe. C'est précisément parce que l'incision ne peut pas être changée; c'est parce qu'elle est faite d'un seul coup, par la seule propulsion du couteau dans un sens; c'est parce que le couteau a une forme triangulaire, forme avantageuse et dont on a multiplié les applications, c'est pour tous ces motifs que l'incision est nette et présente toutes les chances de cicatrisation.

Lorsqu'un instrument présente autant d'avantages et qu'il a seulement celui d'être difficile à manier, nous ne croyons pas qu'on doive dire à nos élèves de le rejeter, mais leur conseiller d'apprendre à s'en servir.

Avec le couteau de de Graefe on peut toujours rectifier la section.

Nous croyons que c'est surtout par ce motif qu'il a été adopté par la plupart des chirurgiens. Mais en choisissant le couteau de de Graefe les chirurgiens ne sont-ils pas un peu entraînés par la facilité du mode opératoire, au détriment du malade ? Comment ce fait la plaie avec le couteau de de Graefe? par des mouvements de scie, par des mouvements d'allée et venue de la pointe au talon du couteau et inversement, c'est-à-dire que la plaie est mâchée, anguleuse, et qu'elle présente par conséquent de mauvaises conditions pour une réunion par première intention.

On a bien dit, qu'une fois que le couteau était introduit entièrement, que la contre-ponction était faite, on n'avait qu'à soulever le couteau en haut pour achever la section de la cornée; or cette section est absolument impossible, un instrument tranchant ne peut agir qu'autant qu'il n'appuie pas perpendiculairement sur la partie à couper; il faut qu'il glisse soit obliquement comme le couteau de Wenzel, soit par des moments de va et vient comme le couteau de de Graefe ou de tout autre couteau de cette forme.

Le couteau de la guillotine n'a-t-il pas une forme triangulaire? Les sabres de cavalerie, qui sont destinés à couper, n'ont-ils pas une forme courbe? Et, d'un autre côté, ne voit-on pas des saltimbanques frapper impunément leur main, par exemple, avec un rasoir bien affilé! Ils ne se coupent pas, parce qu'ils frappent perpendiculairement la surface à couper.

Du reste, sans nous en rapporter à ces considérations, nous avons vu sectionner des cornées avec un couteau de de Graefe, et le chirurgien faisait des mouvements de scie; nous avons nous-mêmes fait de nombreuses opérations sur des yeux de porc et nous avons été forcé d'agir de même.

Nous avons, de plus, comparé les surfaces de section en les examinant à la loupe, et nous avons été frappé de la différence des lèvres de la plaie.

Nous avons trouvé la confirmation de ce que nous avons tout à l'heure avancé.

Avec le couteau de Wenzel, plaie nette; par conséquent propre à la réunion.

Avec le couteau de de Graefe, angles nombreux, hachures, plaie machée et ses conséquences.

Ces faits sont de toute évidence.

« Le changement de direction imprimé au couteau de de Graefe dont le plat regarde d'abord en avant au moment de la ponction et de la contre-ponction, puis tout à fait en haut au moment de la section, n'est-il pas susceptible de causer une certaine irrégularité dans la plaie cornéenne, et, par suite, un retard dans la guérison ? » (Le Fort.)

Comme on le voit, M. Le Fort nous aide à répondre à son observation, parce que M. le professeur juge sainement la question, qu'il sait tout voir, et les avantages et les défauts inhérents à l'instrument de de Graefe.

Mais, outre ces avantages sur le couteau de de Graefe, le couteau triangulaire en présente un autre avec toutes ses conséquences : c'est de boucher l'ouverture de la plaie à mesure qu'elle est faite, d'empêcher pendant tout le premier temps la sortie de l'humeur aqueuse, la propulsion de l'iris en avant, par conséquent sa blessure ou sa section avec l'instrument tranchant.

Cet avantage inhérent à la forme même du couteau triangulaire est considérable. On a bien dit qu'en agissant ainsi le chirurgien contusionnait les angles de la plaie avec le dos de l'instrument ; mais, grâce aux couteaux à dos étroit d'aujourd'hui, cette contusion nous paraît faible, et, du reste, il est facile de l'éviter en se servant du couteau triangulaire à dos tranchant qu'a fait construire M. le Dr Desmarres fils.

Les bons résultats fournis par la méthode de Daviel sont moins nombreux que par la méthode de de Graefe.

Faisons d'abord remarquer que ceux qui parlent ainsi font abstraction de la qualité des résultats.

Nous pourrions nous dispenser de répondre à cette observation, puisque nous ne sommes pas partisan d'une méthode unique ; mais nous dirons, d'après ce que nous avons cité dans notre historique de MM. Le Fort, Maurice Perrin, de Wecker, que nous nous refusons de mettre à l'actif de la méthode de de Graefe les succès obtenus par la méthode cosmopolite, comme l'appelait M. le professeur Dolbeau.

Nous ajouterons avec M. Le Fort : « On oppose des statistiques qui vont chaque jour en s'améliorant entre les mains des mêmes chirurgiens ; mais, est-ce que l'habileté, l'expérience d'une opération ne s'accroît pas aussi de jour en jour ? D'ailleurs, sur quoi portent ces statistiques ? Sur des opérations autres que celles de Daviel. Il y a sans doute celles de Sichel, les premières de de Graefe ; mais, depuis dix ans, l'opération de Daviel a été abandonnée ; et, qui peut affirmer que les résultats ne seraient pas meilleurs qu'il y a 10 ou 20 ans, si Critchett, Bowman, de Graefe, Arlt, Jœger, etc., avaient appliqué à la méthode de Daviel les améliorations dont elle était susceptible ; un lambeau moins grand, l'usage du bandeau compressif et des soins mieux dirigés ? »

Et, du reste, est-ce bien par les chiffres qu'on doit juger une méthode ? Profitons de ce que nous sommes placé sur un terrain neutre pour rappeler ce qu'en pensaient certains chirurgiens.

« Sans aller aussi loin que Warlomont (Dict. encyclopédique, article Cataracte), qui renonce à publier diverses statistiques des oculistes et considère ces publications comme des réclames mal déguisées, où la sincérité fait souvent défaut, je dirai qu'il faut publier des statistiques intégrales. » (Chassaignac.)

« Pour porter un jugement relativement au procédé de l'extraction, je n'aurai pas recours à la méthode numérique ; la comparaison chiffrée, si utile en matière administrative, n'a pas la même valeur dans les sciences, son application surtout est d'une grande difficulté, et, par suite, d'une grande incertitude lorsqu'il s'agit de faits cliniques. La statistique a pu être utilisée pour comparer entre elles les grandes opérations sanglantes ; mais je doute qu'elle puisse nous servir à comparer sérieusement entre eux les divers procédés d'extraction. » (Professeur Dolbeau.)

« L'allignement des chiffres m'inspire une telle méfiance, qu'à mon grand regret, j'en suis encore à croire avec Daviel que ce ne sont pas les succès proclamés qui prouvent l'excellence d'une méthode, mais les principes sur lesquels elle est fondée. » (Maurice Perrin.)

IRIDECTOMIE.

« L'iridectomie ne fut pratiquée d'abord que dans les cas où l'iris avait été visiblement contusionné, ou même poussé entre les bords de la plaie (de Graefe). Plus tard, on arriva à préférer cette combinaison de l'iridectomie avec extraction à lambeau pour tous les cas où il y avait lieu d'user de précautions particulières (Mooren). Par exemple : lorsqu'un individu avait déjà perdu un œil par une iritis, à la suite d'une opération de cataracte ; ou lorsque la dilatation lente ou imparfaite de la pupille, après les instillations d'atropine, indiquait déjà avant l'opération une certaine raideur de l'iris et une prédisposition prononcée de cette membrane à l'inflammation. Enfin, on a proposé en dernier lieu de combiner toujours l'iridectomie avec extraction à lambeau, en indiquant pour raison que le plus grand nombre des résultats heureux devait prévaloir sur les inconvénients de la déformation de la pupille (Jacobson). » (Ed. Meyer.)

Nous nous expliquons mal les brillants résultats de Jacobson, mais nous n'avons pas à revenir sur la méthode qui est abandonnée.

Nous voulons parler de l'iridectomie combinée avec petites plaies.

L'iridectomie est née des difficultés que les opérateurs éprouvaient à la sortie du cristallin.

Il faut faire l'iridectomie parce qu'elle permet une issue plus facile du cristallin. (Professeur Trélat.)

C'est pour cela que la fit de Graefe quand il étendit sa méthode. C'est parce que Critchett, Bowman, étaient gênés pour l'introduction de leurs curettes, qu'ils sectionnaient l'iris.

La sortie du cristallin est, en effet, plus facile, parce que son bord se trouve immédiatement près de l'ouverture et qu'il la franchit dans sa position naturelle, sans rotation autour de son axe.

Mais les chirurgiens n'ont pas voulu seulement sectionner l'iris pour vaincre une difficulté qu'ils s'étaient créée au premier temps de l'opération et alors sont venues les explications.

Les uns ont dit : *l'iris est la cause des inflammations de l'œil ; l'inflammation de l'iris est due aux tiraillements que lui cause le cristallin pour être expulsé au dehors.*

Nous répondrons d'abord avec M. Notta en citant les paroles de Liebreich : « Il est au moins étrange que cette membrane, qui peut à peine supporter les tiraillements continus et la contusion que lui cause le cristallin en passant à travers la pupille, ne soit point impressionnée par les tiraillements autrement énergiques de la pince. »

Mais, nous ne comprenons pas que l'iridectomie, comme elle est pratiquée, puisse empêcher les contusions de l'iris.

En effet, l'évacuation du cristallin s'annonce par une dilatation notable de la pupille qui se distend principalement dans la direction du diamètre horizontal ; et il doit en être nécessairement ainsi d'après la forme même du cristallin.

Or, si c'est suivant le diamètre horizontal que la pupille se distend le plus, c'est vraisemblablement suivant ce même diamètre que l'iris est le plus comprimé ; de sorte que pour être conséquent avec lui-même, ce n'est pas à sa partie supérieure ou inférieure que l'opérateur devrait faire l'iridectomie, mais suivant le diamètre horizontal.

L'iridectomie faite en haut par ceux qui veulent éviter les contusions de l'iris ne s'explique pas. En effet, au lieu d'une pupille ronde, ils font une pupille elliptique à grand diamètre de haut en bas, c'est-à-dire qu'ils allongent le diamètre qui est déjà relativement le plus grand.

Du reste, pour ceux qui craignent tant les contusions de l'iris, il est un meilleur moyen de les éviter : c'est de faire à la cornée une plaie assez grande, puisque « les tiraillements de l'iris et la contusion qu'il subit sont évidemment d'autant plus marqués que la section cornéenne est plus étroite et que l'exiguïté de ses dimensions ajoute davantage aux difficultés de la sortie de la cataracte. » (De Wecker.)

Et, puisque nous en sommes à parler des tiraillements de l'iris, nous ajouterons que nous n'admettons pas que des chirurgiens qui les regardent comme cause d'inflammation, nous viennent parler ensuite de réduction des hernies de l'iris. Cette conduite est profondément illogique. Quand donc aura-t-il été tiraillé, contusionné, si ce n'est quand il aura été pincé entre les lèvres de la plaie, pressé avec le doigt appuyé sur la paupière, ou même repoussé à l'aide d'une curette !

L'iridectomie a été faite à titre antiphlogistique.—Laissons la parole à M. de Wecker, qui y répond peut-être un peu durement.

« Vainement a-t-on établi tout un échafaudage de théories sur l'action antiphlogistique de l'iridectomie. L'absurdité d'un pareil raisonnement est frappante, car ce n'est évidemment pas pour échapper aux dangers de l'inflammation d'une section qu'on s'est décidé à en ajouter une seconde d'étendue semblable. »

Iridectomie à titre prophylactique.— Cette théorie a fait son temps et « aujourd'hui on ne la vante plus comme empêchant les accidents consécutifs, on se borne à dire que le traumatisme qu'on inflige à l'iris n'a pas d'inconvénients immédiats. » (Professeur Le Fort.)

Mais alors, pourquoi fait-on l'iridectomie ? Dirons-nous avec M. de Wecker, qui repousse toutes les autres théories, que « *c'est placer l'excision de l'iris sur son véritable terrain, que d'admettre qu'il s'agit là d'une affaire de propreté de la plaie et de bonne coaptation dans l'intérêt de la greffe ?* »

Nous ne voyons pas, tout d'abord, ce que vient faire l'iridectomie dans la bonne coaptation du lambeau. Mais nous sommes d'autant moins disposé à admettre son utilité dans ce cas, que M. de Wecker dit plus loin dans son même livre (Chirurgie oculaire) : « Tout en pratiquant des extractions combinées, on doit reconnaître, après avoir fait de nombreuses dissections d'yeux ayant subi de pareilles opérations, que presque dans les deux tiers des cas (O. Becker) les angles de la section iridienne ou un pli de ce diaphragme ont été trouvés engagés dans la plaie. En outre on a reconnu, *ce qui n'était guère à craindre dans l'extraction simple*, que la capsule dilacérée pouvait, dans les opérations combinées, s'interposer par son lambeau entre les lèvres de la plaie. Il était même possible d'aller plus loin et l'on pouvait dire que, *dans les extractions simples*, on obtenait peut-être encore *un plus grand nombre* de plaies propices *que dans les opérations pratiquées suivant la méthode de de Graefe.*

« La nouvelle cause d'impureté de la plaie par interposition de la capsule, inhérente aux extractions combinées, s'est-elle signalée par de nouveaux inconvénients dans le mode de guérison de pareilles opérations ?

« Incontestablement, car, tandis qu'autrefois il était à peine fait mention d'une irritation sympathique transmise après l'opération de cataracte sur l'autre œil, de pareils faits sont malheureusement, il faut l'avouer, devenus bien moins rares depuis que les procédés combinés sont entrés en usage. »

Que devient l'iridectomie, si c'est pour avoir une meilleure coaptation qu'on la fait, et si c'est ainsi qu'on y parvient ?

L'iridectomie doit-elle être rejetée ? Non, mais si elle ne doit pas être employée toujours, et d'une façon pour ainsi dire aveugle, elle a sa raison d'être. Nous allons en voir les applications.

Pourquoi doit-elle être faite ? Est-ce parce qu'elle permet à elle toute seule « d'évacuer les couches corticales et les débris de la capsule ? » (Duplay.) Non, par ce que nous venons de voir chez M. de Wecker. Non, parce que, dans l'esprit des partisans de la méthode combinée, iridectomie et plaie linéaire vont ensemble, et que nous verrons en parlant des inconvénients des petites plaies que « les cataractes secondaires sont peut-être plus communes après cette méthode qu'après l'opération à grand lambeau. » (Panas.)

Mais elle doit être faite parce que « elle permet une large discision de la capsule » (Trélat) et nous ajouterons, parce quelle nous permet d'aller chercher derrière l'iris les masses corticales épaisses, gluantes qui ne pourraient sortir d'elles-mêmes.

Mais alors dans ce cas, il s'agit de cataractes à forme très graves, l'œil du malade est vraiment en danger. Où faut-il faire l'iridectomie ? Dans l'endroit qui permettra les manœuvres les plus faciles.

Enfin il est encore un autre cas, tout à fait exceptionnel où l'iridectomie est nécessaire. « On voit des malades chez lesquels l'atropine ne parvient pas à dilater largement la pupille ; chez ceux-là on peut être assuré que le cristallin n'opèrera que difficilement une dilatation mécanique de l'ouverture pupillaire, dans ces cas il faut avant d'ouvrir la capsule pratiquer l'excision de l'iris. » (Dr Le Fort, Man. de méd. op.)

Nous avouerons qu'après avoir lu seulement une faible partie de ce qui a été dit sur l'iridectomie, nous avons eu l'esprit inquiet et peu fixé. Il nous a fallu peser les différents arguments et encore plus nous rappeler ce que nous avions vu pour nous faire une opinion.

La question est du reste complexe, et difficile à résoudre. M. le Dr J. Peyrot, chirurgien des hôpitaux, dans sa thèse de concours : De la valeur thérapeutique et opératoire de l'iridectomie, n'a pas voulu résoudre la question. Mais nous aimons à rappeler sa thèse, parce qu'après avoir fait une analyse des différentes méthodes exposées à la Société de chirurgie en 1873, après avoir considéré la pratique des chirurgiens, et entre autres de M. de Wecker, qui, dit-il, s'était attaché avec tant de force à démontrer, par ses résultats statistiques, la supériorité de l'opération combinée, et qui a envoyé en 1875 une note contenant des indications qu'il suit maintenant et qu'il désigne sous le nom d'extraction à lambeau périphérique; parce qu'après cette étude il termine ainsi : « Nous voici presque revenus à la kératotomie supérieure. »

Peut-on conclure à l'utilité ou la non-utilité de l'iridectomie, demande M. Peyrot ? « Puisque, dit-il, des chirurgiens aussi enthousiastes que de Wecker y ont renoncé, il faut penser que tous les inconvénients empêchés par l'iridectomie n'avaient pas l'importance qu'on leur attribue. Les chances mauvaises que l'on éviterait en faisant l'iridectomie sont donc peu nombreuses. Pouvons-nous les évaluer et les mettre dans la balance avec les inconvénients ? Cela nous parait douteux. »

Enfin, nous avons été heureux de voir que M. le Dr Peyrot comprenait qu'il devait exister une certaine corrélation entre le manuel opératoire et le diagnostic, puisqu'il ajoute : « Peut-être que dans l'avenir une appréciation diagnostique plus exacte des divers cas de cataractes permettra-t-elle de poser des indications opératoires plus précises que celles sur lesquelles nous nous basons actuellement. »

Inconvénients de l'iridectomie. — Ce sont : 1° d'allonger le manuel opératoire ; 2° de donner beaucoup de sang, de masquer la pupille et de rendre ainsi plus difficile la discision de la capsule.

Ces points sont de peu d'importance ; mais pour certains auteurs, « loin de les prévenir elle devient la cause d'accidents primitifs et consécutifs très sérieux » (Michel, de Nancy), pour d'autres « la réunion de la plaie par première intention a lieu non point à cause de l'iridectomie, mais malgré cette incision.» (Notta) — M. Desmarres fils insiste sur le même point. « Et, dit-il, si l'utilité de cette ablation de l'iris n'est rien moins que démontrée, il est certain, en revanche, que la perte d'un organe aussi essentiel nuit singulièrement à la réparation de la plaie cornéenne.

« A cet égard, il est bon de rappeler les dispositions anatomiques de la cornée. La table antérieure, celle qui est limitée en arrière par la membrane élastique de Bowman est nourrie, réparée par la conjonctive ; la table postérieure, au contraire, reçoit les vaisseaux de l'iris.

« Ces faits sont du reste pleinement confirmés par l'anatomie pathologique.

« Les choses étant ainsi, on comprend aussitôt que l'iris sera bien moins en mesure de favoriser la cicatrisation de la face postérieure de la cornée, lorsqu'on l'aura incisé, surtout en présence d'une inflammation totale de l'œil.

« Comme preuve à l'appui, rappelons-nous ce qui se passe chez les vieillards cachectiques, débilités.

« Il y a insuffisance dans les moyens de réparation de la plaie, du côté de la face postérieure. Aussi, voyons-nous la face antérieure réunie complètement, mais seule réunie, se rompre sous l'effort d'une pression intra-oculaire, parce que la face postérieure est gonflée et envahie par la suppuration.

« N'est-ce pas alors une contre-indication à l'iridectomie ? »

Enfin M. Desmarres va plus loin et outre ces raison, outre les trois motifs qu'il donne conseille l'iridectomie, à savoir :

1° L'iris est sain, donc il doit être conservé.

2° Sacrifier l'iris, c'est nuire à l'accommodation de l'œil dans l'avenir.

3° Faire une iridectomie, c'est exposer la rétine sans défense à l'action de la lumière vive et continue.

Il donne une quatrième raison en faveur de la conservation de l'iris :

« L'iris est toujours d'un grand secours, lors même qu'il vient à s'enflammer. »

« Bien plus, dans les cas rares auxquels il est fait allusion, on n'a pas encore démontré d'une façon suffisante, péremptoire, soit par la discusion, soit par la statistique, que la suppuration de la cornée, suite d'iritis, était évitée par l'extraction combinée avec l'iridectomie. Nous avons pu constater, au contraire, qu'elle s'était présentée dans des cas où ce procédé opératoire, formellement indiqué, avait été mis en pratique.

« En outre, il est bien évident que, s'il y a iritis avec suppuration consécutive de la cornée, les agents que nous avons indiqués (ventouses scarfiée, atropine), les seuls employés avec succès en ophthalmologie, s'adressent uniquement à l'iris. Or ils ont évidemment moins de prise sur cet organe s'il est mutilé.

« Enfin, est-il possible qu'une inflammation de l'iris se produise sans retentissement sur aucun point de l'œil ? La choroïde, le cercle ciliaire n'entrent-ils pas en jeu ! Nous ne saurions admettre qu'une simple iridectomie puisse empêcher l'inflammation de tout le système vasculaire de l'œil, lorsqu'on est en présence de causes puissantes, soit locales, soit générales. » (Desmarres fils).

Elle prédispose au prolapsus du corps vitré. (Meyer Edouard).

On pourrait, je crois, à plus juste titre accuser de cet accident les petites plaies et les difficultés consécutives pour la sortie du cristallin.

Elle favorise les enclavements doubles ou simples d'une des lèvres de la solution de continuité de l'iris dans les commissures de la plaie cornéale. (Giraud-Teulon).

Ces accidents sont admis et démontrés par O. Becker, comme nous l'avons vu tout à l'heure en faisant une citation de M. de Wecker.

Enfin, après la guérison, les conséquences de l'iridectomie sont de deux sortes : esthétiques et fonctionnelles. (Eblouissements, cercles de diffusion.)

Ces faits sont trop évidents pour qu'ils soient rappelés avec plus de détails.

Avantages des petites plaies cornéales. — Si elles sont petites, c'est-à-dire de 4 ou 5 millimètres, qu'elles soient faites avec un couteau lancéolaire, ou quelles soient linéaires, elles présentent selon nous les mêmes avantages, mais nous admettrons même que les plaies linéaires présentent ces avantages à un plus haut degré. La mobilité est nulle, la réparation est plus rapide. La réunion a lieu par première intention.

S'il survient une certaine tension intra-oculaire, au lieu de soulever le lambeau, cette tension tendra à affronter plus exactement les lèvres de la plaie, condition favorable à la réunion par première intention. (Voilà la théorie).

Mais ceux qui disent pratiquer une extraction linéaire, c'est-à-dire qui se servent d'un couteau de de Graefe, pratiquent-ils cette incision suivant un grand cercle ?

Non, car ils enfoncent le couteau suivant un plan parallèle à l'iris et ils le ramènent ensuite suivant un grand cercle, de sorte que le lambeau a toujours au moins la hauteur de la lame du couteau.

Inconvénients des plaies linéaires cornéennes centrales. — Elles ont été faites par ceux qui reconnaissant les difficultés d'expulsion du cristallin et les inconvénients de l'iridectomie dans l'application de la méthode de de Graefe voulurent conserver les avantages de la méthode linéaire.

Mais cette méthode a-t-elle répondu à leur attente ? Accidents : Procidence de l'iris (Giraud-Teulon). Synéchies antérieures (Duplay;—Pr.Trélat). Cicatrice cornéenne apparente, rétention des masses corticales, sortie de corps vitré (Pr.Panas et Notta).

«Iritis prématurées ou tardives, iridocyclites et d'une façon plus générale des cataractes secondaires. Sur 118 malades opérés de la sorte, de Graefe eut 91 succès, 28 insuccès qui exigèrent des opérations consécutives à la suite desquelles 12 fois la vision ne fut pas suffisante pour l'orientation, ce qui représente un minimum d'insuccès de 20 p. 100 » (Maurice Perrin).

« La sortie du cristallin ne semble pas avoir été aidée, nous en avons la preuve dans la fréquente rétention des masses corticales. Du reste les incisions de Palluci, Lebrun, Liebreich, qui se rapprochent fort de celle-ci, sont ordinairement insuffisantes pour permettre le passage de noyaux volumineux, fort sclérosés. » (Pr. Panas). « Aussi la plupart des opérateurs ont reconnu que l'opération était toujours laborieuse qu'elle réclamait des introductions répétées de la curette, que des cataractes un peu volumineuses se fragmentaient ou se luxaient sous l'effort de l'instrument, que le plus souvent les couches corticales étaient abondonnées dans le sac capsulaire» (Maurice Perrin).

Et comment en serait-il autrement ? puisque « le cristallin doit accomplir un mouvement de bascule très prononcé qui enfonce vers le corps vitré une partie de sa circonférence » (Pr. Le Fort).

Si ce mouvement n'a pas lieu, ce qui arrive souvent, « le

cristallin se présente non plus par sa circonféreuce, mais par sa face antérieure qui s'applique sur la face profonde de la cornée et de l'iris et alors le cristallin ne peut plus sortir et doit être évacué avec une curette » (id.).

Mais ce fort mouvement de bascule nécessite pour être produit des pressions telles qu'au lieu de la lentille c'est l'humeur vitrée qui vient parfois faire irruption au dehors.

Et si cet accident, sortie de l'humeur vitrée, n'arrive pas, voici ce qui est fréquent : « Lorsque la plaie est trop petite pour que la sortie de la lentille, au 3e temps, s'exécute avec facilité, il arrive souvent que, la pression qu'on est obligé de faire avec le doigt étant trop exagérée, le cristallin sort brusquement, le corps vitré le suit et se déplace en masse dans l'œil, bien que rien ne s'échappe. Dans ces cas particuliers le résultat immédiat de l'opération est des meilleurs, mais ensuite des accidents graves ne tardent pas à survenir » (Desmarres fils).

Avantages des plaies linéaires sclérales avec iridectomie. — On se propose de substituer à l'incision à lambeau une incision inscrite, autant que possible, dans le plan d'un grand cercle de façon à avoir une ouverture de sortie maxima avec une incision minima et une coaptation plus facile des lèvres de la plaie.

On a pour but : *de faciliter, grâce à la situation périphérique et l'étendue de la plaie d'une part et à l'iridectomie de l'autre, le nettoyage du champ pupillaire en le débarrassant des masses corticales qui y sont souvent retenues.* « Malheureusement, on n'y parvient pas toujours, il s'en faut, et c'est ce qui fait que les cataractes secondaires sont peut-être plus communes après cette opération qu'après l'opération à grand lambeau » (Panas).

On a une réunion rapide. — Mais cette cicatrisation est-elle plus rapide que dans la cornée?

« Jusqu'à ce que preuve soit faite, dit M. Maurice Perrin, je suis disposé à croire le contraire et à soutenir que les blessures de la cornée qui se guérissent si vite, si bien, sans laisser de traces apparentes, exposent à moins d'accidents qu'une plaie de la sclérotique qui est le siège de cicatrisations longues, irrégulières, incomplètes, à forme cystoïde.

Inconvénients des plaies sclérales. — Ils sont nombreux.

L'iridectomie est nécessaire avec toutes ses conséquences pendant et après l'opération.

« L'expulsion de la cataracte est très difficile, si on ne fait pas bailler la plaie avant tout apport de force expultrice ; si cette méthode n'est pas parfaitement exécutée, pour qu'il y ait, soit des adhérences du cristallin à la capsule, soit quelque rigidité dans celle-ci, soit une insuffisance de la discision, soit un certain degré de ramollissement du corps vitré, on ne manque pas d'engager entre les lèvres de la plaie le corps vitré avant la cataracte, accident des plus graves » (Giraud-Teulon).

Tous ces accidents sont admis par les différents chirurgiens, entre autres Knapp et MM. Panas, Perrin, Le Fort, etc., que nous sommes sans cesse obligé de citer tant ils ont bien étudié cette question.

Mais en même temps qu'elle expose à la sortie du corps vitré, elle occasionne « des hémorrhagies profondes » (Trélat) et « elle expose plus que le procédé de Daviel à l'iritis plastique, résultant de la proximité de l'incision au grand cercle de l'iris » (Panas). Elle s'accompagne souvent de « rétention des masses corticales » (Knapp).

Enfin, comme toutes les petites plaies, nous l'avons déjà dit précédemment, elles nécessitent des tiraillements de l'iris et des contusions des bords de la plaie, si on en fait une application générale.

CONCLUSIONS.

Si nous voulions comparer la méthode de Daviel justement comprise avec la méthode cosmopolite, nous dirions avec M. le professeur Dolbeau : « Au lieu d'une large porte de sortie, on en fait une petite ; l'opération se fait sans effusion de sang, on coupe l'iris dont l'hémorrhagie remplit la chambre antérieure ; le cristallin sort tout seul par douces pressions sur la paupière inférieure, on introduit les curettes les plus variées et on imagine les procédés de traction, de glissement, etc. »; et nous ajouterions « on a des résultats incomparables » (Pr. Trélat), on a un œil déformé et ses conséquences,

Les résultats avec la méthode cosmopolite sont peut-être plus nombreux, mais cela n'est pas absolument sûr, car la méthode dite à grand lambeau n'a pas été expérimentée assez en grand depuis quelque temps, ou plutôt tous les succès obtenus par l'opération de Daviel pratiquée avec un couteau de de Graefe ont été attribués à la méthode linéaire.

Elle n'a jemais bénéficié des progrès nouveaux, ce qui au contraire a eu lieu à l'avantage de l'autre (bandeau compressif), etc. Mais tel n'est pas notre but et nos conclusions sont celles ci :

1° Les accidents reprochés à la méthode de Daviel s'appliquent bien plutôt au procédé primitif qu'au procédé sagement compris.

2° Ces reproches ne sont pas tous justifiés.

3° Pour faire un grand lambeau le couteau de Beer est préférable à celui de de Graefe.

4° Lorsqu'il s'agit d'une cataracte dure à opérer par petite plaie faite à la cornée, tous les reproches adressés à cette méthode existent tant et si bien que tous les opérateurs se sont éloignés, pour ainsi dire malgré eux, du principe, pour faire un lambeau.

5° Ces accidents viennent pour la plupart des difficultés d'issue du cristallin.

6° Ces difficultés existent d'autant moins que le cristallin est plus petit et moins consistant ; elles cessent lorsqu'il est mou ou liquide.

7° Les raisons données en faveur de l'iridectomie ne sont pas suffisamment fondées.

8° Ses inconvénients sont nombreux.

9° Elle permet de faire une large discision de la capsule, et d'aller chercher les masses corticales qui peuvent rester derrière l'iris.

10° Elle est nécessaire lorsque l'iris ne se dilate pas par l'atropine.

En résumé, les grandes et les petites plaies présentent des avantages et des inconvénients. Les inconvénients de l'iridectomie sont nombreux. Elle présente un avantage et elle est nécessaire dans un cas.

11° Pour jouir des avantages et rejeter les inconvénients, il faut faire le diagnostic.

APPLICATION GÉNERALE.

Etant donné un cas, on devra choisir une méthode simple à grand lambeau, simple avec petite plaie, ou une méthode combinée qui donnera le plus de chances de succès, c'est-à-dire qu'on devra : 1° proportionner la grandeur de la plaie en volume à la consistance du cristallin. 2° Faire l'iridectomie, s'il y a indication.

Applications dans les cas particuliers où la santé générale est bonne et où le cristallin seul est malade.

I. *Cataractes des vieillards.*

1° Cataracte sénile lenticulaire.

Lambeau de 10 millimètres de base et de 4 millimètres de hauteur. L'ouverture ainsi faite suffira aux plus gros noyaux, Le lambeau sera fait avec un couteau triangulaire, pas d'iridectomie. Nous préférons l'incision faite à 1 millimétre au-dessus du diamètre horizontal et à 1 millimètre en dedans du bord externe de la cornée; mais nous comprenons les lambeaux de MM. Le Fort, Maurice Perrin, de Wecker.

2° Cataracte molle, n'existe pas à proprement parler.

3° Cataracte à noyau mobile :

Les couches corticales sont assez ramollies pour laisser au noyau suivre les lois de la pesanteur et pour sortir d'elles-mêmes.

On dilatera la pupille afin de voir, au moment même de

l'opération, quand le malade ne doit plus bouger, la position qu'occupe le noyau.

On proportionnera la grandeur de l'incision au volume du noyau.

L'incision aura 4, 5, 6 millimètres, rarement plus ; elle devra être plus grande pour laisser entrer la curette et la laisser revenir chargée du noyau.

.Ponction en dedans du bord pupillaire dilaté. On la fera au côté externe avec un couteau lancéolaire, car on aura un champ d'action plus vaste et plus libre.

On déchirera la capsule très doucement et l'on ira chercher le noyau à l'aide d'une curette, autant que possible avant que les parties liquides soient sorties.

Si le chirurgien manque le noyau, il agrandira un peu la plaie, il fera une large iridectomie qui permettra de le voir et il ira le chercher avec la curette.

Dans ce cas particulier, si le diagnostic n'est pas fait avant l'opération, les couches corticales ramollies sortiront et le chirurgien pourra croire à une cataracte molle et laisser le noyau dans l'œil.

4° Cataracte adhérente à la capsule.

Petite plaie, de 4 à 5 millimètres par exemple, faite à la région externe, à cause de la plus grande facilité des manœuvres.

Déchirure de la capsule à l'aide d'une pince, mouvement de torsion.

Se garder de répéter des pressions sur l'œil ; si le cristallin ne vient pas quand la cristalloïde antérieure est déchirée, aller chercher le cristallin à l'aide d'une curette.

5° Cataracte pierreuse suite des deux formes précédentes, elle est toujours d'un petit volume.

Petite incision à la partie externe, on ira chercher le résidu du cristallin avec une pince, pas d'iridectomie.

6° Cataracte nucléaire.

Nous avons vu suivre différentes pratiques et nous n avons pas d'opinion absolument faite. Nous proposerons de choisir entre ces 3 méthodes. La dernière nous semble plus dangereuse et la première est incomplète.

1° On pratiquera une iridectomie qui permettra d'attendre la maturité de la cataracte.

2° On pratiquera *avec beaucoup de prudence* des discisions répétées pour hâter l'opacité et le durcissement du cristallin et on opérera ensuite comme dans le cas de cataracte adhérente à la capsule.

3° Si l'on veut opérer immédiatement on fera une petite incision à la cornée, soit avec un couteau lancéolaire si on opère au côté externe, soit avec un couteau de de Graefe si on opère en haut, et une iridectomie qui permettra d'aller chercher les masses périphériques qui resteraient sans cela prises dans la capsule et qui seraient la cause d'accidents consécutifs ou de cataracte secondaire.

7° Cataracte traumatique, voir cataracte traumatique en général.

II. *Cataractes des adultes.*

Elles sont toujours molles primitivement.

Cataracte monoculaire (1), toujours suspecte.

Cataracte binoculaire (1), étudier l'état général, faire l'analyse des urines.

Cataracte consécutive à une cataracte congénitale.

1° Cataracte molle simple. Extraction faite à l'aide d'une petite plaie, faite soit à l'aide d'un couteau lancéolaire si on agit à la région externe, soit à l'aide d'un couteau de de Graefe si on agit en haut ou en bas. Pas d'iridectomie.

2° Cataracte adhérente à la capsule.

3° Cataracte pierreuse.

Suites naturelles des transformations de la cataracte. Ces cataractes ont toujours un fort petit volume. Donc on fera une très petite incision et on ira chercher le résidu de la lentille à l'aide d'une pince, pas d'iridectomie.

(1) Elles ne rentrent pas dans le cadre que nous nous sommes donné et nous n'avons pas voulu non plus parler des cataractes noires, vertes, etc.

4° Cataracte traumatique (cataracte traumatique en général).

III. *Cataractes des enfants.*

1° Cataractes capsulaires. En général elles sont très limitées. Rien à faire.

2° Cataracte lenticulaire complète ou incomplète.

Se garder de pratiquer une extraction même linéaire, les cris, l'indocilité du malade nuiraient au résultat définitif de l'opération. On pratiquera la discision. On peut renouveler la discision chez l'enfant sans courir les risques du gonflement trop rapide de la lentille.

Nous avons vu des résultats tellement complets obtenus par cette méthode, que mis en présence d'yeux ainsi opérés, il nous était impossible de rien découvrir, à moins qu'il ne nous vint spontanément à l'idée de rechercher le cristallin.

IV. *Cataractes traumatiques.*

L'intervention chirurgicale dépend ici de beaucoup de conditions : âge du sujet, ouverture plus ou moins grande de la capsule, accidents consécutifs. Dans tous les cas on fera des instillations d'atropine. Si le sujet est jeune on comptera sur la résorption et, plus tard, on pratiquera de nouvelles discisions pour amener la résolution la plus complète possible du cristallin. Si le sujet est plus âgé et si les phénomènes de tension sont plus marqués on attendra.

Plus tard on pratiquera avec beaucoup de prudence de nouvelles discisions et on extraira la cataracte pierreuse qui restera comme cela a été indiqué.

Si le gonflement est excessif, on fera la paracentèse d'abord ; mais si celle-ci ne suffit pas à arrêter les accidents, on pratiquera une petite incision à la cornée et une iridectomie qui permettra d'aller chercher les masses corticales qui pourraient rester dans la capsule.

A. Parent, imprimeur de la Faculté de Médecine, rue M.-le-Prince, 31.

www.ingramcontent.com/pod-product-compliance
Ingram Content Group UK Ltd.
Pitfield, Milton Keynes, MK11 3LW, UK
UKHW020357250726
13967UKWH00005B/2331